NCCN Guidelines for Patients®

La guía esencial para las personas que se enfrentan al cáncer.

Basada en las recomendaciones para la atención de destacados expertos en oncología.

Explica la atención oncológica de alta calidad que se brinda en centros oncológicos de vanguardia.

Revisada y corregida todos los años.

¿Sabía que los principales centros oncológicos de los Estados Unidos colaboran para mejorar la atención oncológica? Esta alianza de los principales centros oncológicos se denomina National Comprehensive Cancer Network® (NCCN®).

Como la atención oncológica está en constante evolución, NCCN elabora y actualiza con frecuencia recomendaciones basadas en pruebas que utilizan los profesionales de atención médica de todo el mundo. Estas recomendaciones se conocen como NCCN Clinical Practice Guidelines in Oncology (NCCN Guidelines®).

En NCCN Guidelines for Patients, se explican de manera sencilla estas recomendaciones de los expertos, para que pueda hablar con su equipo de atención médica sobre la mejor atención para usted.

NCCN Guidelines for Patients se basa en NCCN Guidelines® para el trasplante de células hematopoyéticas (versión 3.2025, 24 de septiembre de 2025).

Ver NCCN Guidelines for Patients gratis en Internet: NCCN.org/patientguidelines

Buscar un centro oncológico de NCCN cerca de usted NCCN.org/cancercenters

Conocer cómo se preparan las NCCN Guidelines for Patients: NCCN.org/patient-guidelines-process

Comuníquese con nosotros

@NCCNorg @NCCNVideo NCCN @NCCNorg

AF883699

Quiénes nos apoyan

NCCN Guidelines for Patients cuenta con el apoyo financiero de NCCN Foundation®

NCCN Foundation agradece profundamente a las siguientes empresas colaboradoras por hacer posible esta NCCN Guidelines for Patients: Incyte Corporation.

NCCN adapta, actualiza y aloja de forma independiente la guía de NCCN Guidelines for Patients. Nuestras empresas colaboradoras no participan en la elaboración de esta NCCN Guidelines for Patients y no se responsabilizan del contenido ni las recomendaciones que se incluyen en la presente guía.

Para hacer una donación, visite NCCNFoundation.org/Donate

Para obtener más información, visite la página web NCCN.org/patientguidelines o envíe un correo electrónico a PatientGuidelines@NCCN.org.

Contenido

NCCN Foundation tiene como objetivo apoyar a los millones de pacientes y familias afectados por un diagnóstico de cáncer mediante la financiación y distribución de NCCN Guidelines for Patients. NCCN Foundation también se compromete a avanzar en los tratamientos contra el cáncer subsidiando a los médicos prometedores del país en el centro de innovación en cuanto a investigación del cáncer. Para obtener más detalles y acceder a la biblioteca completa de recursos para pacientes y cuidadores, visite NCCN.org/patients.

National Comprehensive Cancer Network (NCCN) y NCCN Foundation
3025 Chemical Road, Suite 100, Plymouth Meeting, PA 19462, EE. UU.

1

Acerca de la enfermedad de injerto contra huésped

La enfermedad de injerto contra huésped (EICH) es una complicación que puede ocurrir después de un trasplante de células madre o de médula ósea de un donante. En la EICH, las células inmunitarias del donante atacan por error al cuerpo. Siga leyendo para obtener más información.

¿Qué es la enfermedad de injerto contra huésped?

La enfermedad de injerto contra huésped (EICH) es un efecto secundario que se presenta en 8 de cada 10 personas (80 %) que se someten a un trasplante de células hematopoyéticas (TCH), también conocido como trasplante de médula ósea o trasplante de células madre. El TCH reemplaza las células madre y las células inmunitarias con las células del donante.

Analicemos la terminología:

Injerto: las células del donante que se trasplantaron en el cuerpo.

Huésped: el cuerpo que recibe las células.

En la EICH, las células del donante perciben a los tejidos normales y sanos como extraños y los atacan.

Esto causa síntomas que pueden variar de leves a graves. Cualquier zona del cuerpo puede verse afectada. La piel, el hígado y el tubo digestivo son las zonas que suelen verse más afectadas. También puede presentarse en otras zonas del cuerpo, como los pulmones, los ojos, la boca, el cabello, las uñas, las articulaciones, los músculos, los riñones y los genitales.

Cómo puede ayudar esta guía

Tomar decisiones sobre la atención oncológica es estresante. Tiene mucho por aprender, y no sabe lo que le depara el futuro.

Utilice esta guía para obtener la información y el apoyo que necesita.

Los pacientes, los médicos y otros profesionales de la salud confían en las NCCN Guidelines for Patients. En esta guía, se utiliza un lenguaje claro y cotidiano para explicar las recomendaciones actuales sobre el tratamiento del cáncer y están elaboradas por expertos respetados en el campo. Las recomendaciones se basan en las investigaciones más recientes y prácticas de los mejores centros oncológicos.

Su salud es única, por lo que su atención oncológica también debería serlo. A medida que lee esta guía, aprenderá sobre qué tratamientos tienen más probabilidades de ofrecer los mejores resultados para su caso. Así, estará mejor preparado para hablar con su equipo de atención médica.

Los síntomas incluyen lo siguiente:
Erupciones cutáneas y llagas en la boca.

- Dolor o rigidez en las articulaciones.
- Daño hepático.
- Ojos secos y arenosos.
- Diarrea, náuseas, vómitos o dificultad para tragar.
- Sequedad o úlceras en los genitales.

- Tos, sibilancias y dificultad para respirar

El tratamiento busca controlar los síntomas y prevenir mayor daño al cuerpo.

¿Cómo se trata la EICH?

Los síntomas de la EICH se tratan con una combinación de medicamentos como corticoides, quimioterapia e inmunoterapia. Para obtener más información sobre los distintos tipos de medicamentos y otros tratamientos para la EICH, consulte el capítulo 3.

Los tratamientos específicos para la EICH pueden variar en función del tipo. En la próxima sección, se los describe en detalle.

¿Cuáles son los tipos de EICH?

La EICH puede presentarse en los primeros meses después del TCH o mucho tiempo después.

Los dos tipos de EICH se diferencian por el momento de aparición de los síntomas:

EICH aguda (EICHa): se desarrolla dentro de los 100 días posteriores al trasplante. También puede presentarse cuando se suspenden medicamentos que inhiben el sistema inmunitario, como la prednisona. La EICH aguda afecta principalmente la piel, el tracto gastrointestinal (GI) y el hígado.

EICH crónica (EICHc): se desarrolla en el plazo de 1 año posterior al trasplante. La EICH crónica puede afectar los ojos, la boca, la piel, las articulaciones, el tracto GI, los pulmones y otros órganos. Es posible que los síntomas no sean evidentes de inmediato.

Cada tipo de EICH tiene un efecto diferente en los órganos y tejidos. Aunque la EICH aguda y la EICH crónica suelen manifestarse en diferentes momentos después del trasplante, es posible que ambas se presenten al mismo tiempo.

¿Qué es el trasplante de células hematopoyéticas?

El trasplante de células hematopoyéticas (TCH) es un tratamiento oncológico intenso. El TCH destruye las células cancerosas de la médula ósea y las sustituye por células hematopoyéticas nuevas y sanas. Estas células madre sanas forman nuevas células sanguíneas y de médula ósea.

Células madre sanguíneas

La médula ósea contiene células madre. Una célula madre sanguínea es una célula inmadura que puede transformarse en un glóbulo rojo, un glóbulo blanco o una plaqueta.

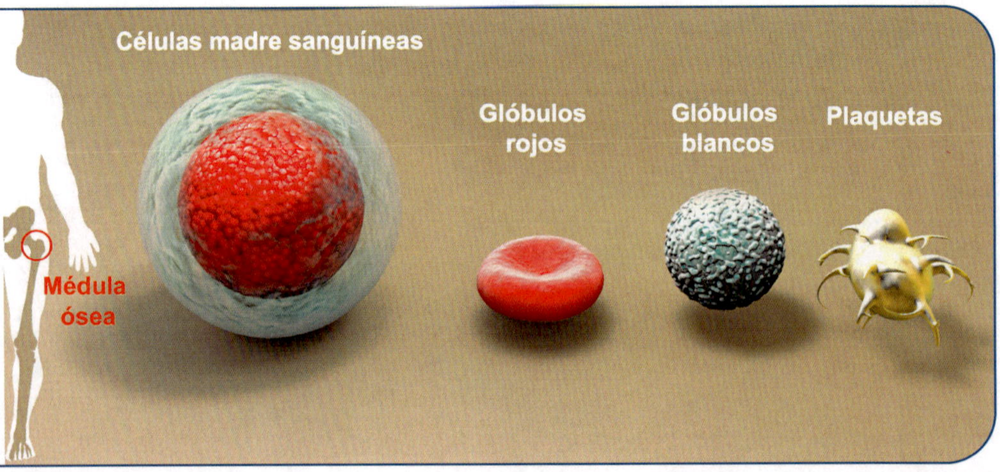

La médula ósea es el tejido esponjoso que se encuentra en el centro de la mayoría de los huesos. Dentro de la médula ósea, se encuentran las primeras células que forman los elementos de la sangre, llamadas células madre sanguíneas o células madre hematopoyéticas.

Todos los tipos de células sanguíneas comienzan como células madre sanguíneas. Una vez que las células sanguíneas maduran, se liberan en el torrente sanguíneo. Las células madre normales crecen y se dividen para formar nuevos glóbulos rojos, glóbulos blancos y plaquetas. Luego, dichas células salen de la médula ósea para realizar diversas funciones. Por ejemplo:

- Transportar oxígeno: glóbulos rojos.
- Combatir gérmenes: glóbulos blancos.
- Controlar el sangrado: plaquetas.

El TCH también se denomina trasplante de células madre o trasplante de médula ósea. Se presenta en tres etapas a lo largo de varias semanas o meses:

- **Acondicionamiento**: antes del TCH, se le realizará un procedimiento llamado acondicionamiento. El acondicionamiento utiliza quimioterapia o radioterapia para destruir las células de la médula ósea. Este procedimiento crea espacio para las células madre sanas y debilita el sistema inmunitario, para evitar que el cuerpo rechace las células trasplantadas.
- **Infusión**: después del acondicionamiento, recibirá células madre sanas mediante una infusión. Es una inyección lenta de hemoderivados a través de una vena. Esto puede tardar de unas pocas a varias horas. Las células madre trasplantadas llegarán a la médula ósea y comenzarán a multiplicarse.
- **Incorporación del injerto**: se formarán células sanguíneas nuevas y sanas. Esto se denomina incorporación del injerto. Por lo general, se produce entre 2 y 4 semanas después del trasplante.

El sistema inmunitario tendrá poca o casi ninguna defensa hasta que se formen las nuevas células sanguíneas sanas. Es posible que deba permanecer en una habitación muy limpia en el hospital o que le den antibióticos para prevenir o tratar infecciones.

Para prevenir la EICH, también puede recibir medicamentos con el fin de inhibir la parte de su cuerpo que combate los gérmenes (el sistema inmunitario). Mientras espera que las células se injerten, es probable que sienta cansancio y debilidad.

¿Cómo puedo recibir la mejor atención?

Luche por usted. Usted tiene un papel importante que desempeñar en su cuidado. Muchas personas se sienten más satisfechas cuando participan activamente en la planificación de su atención oncológica.

Las NCCN Guidelines for Patients le permitirán desempeñar un papel más importante en su atención. Hable sobre las recomendaciones de esta guía con su equipo de atención médica. Pregunte sobre sus opciones y comparta sus objetivos e inquietudes.

¿No sabe qué preguntar? No se olvide de que cuenta con apoyo. Es por eso que incluimos sugerencias de preguntas al final de cada capítulo.

Siga leyendo para encontrar la mejor atención posible.

2

Pruebas para determinar la EICH

Para diagnosticar y tratar la enfermedad de injerto contra huésped (EICH), se le realizarán algunas pruebas según sus síntomas. En este capítulo, se presenta una descripción general de los estudios que puede realizarse y qué puede esperar.

En este capítulo, se explican las posibles pruebas para detectar la enfermedad de injerto contra huésped (EICH). Es muy probable que no le realicen todas estas pruebas, pero se enumeran a continuación para que sepa cuáles son.

Si su médico sospecha que usted tiene EICH según sus síntomas, deberá realizarse varias pruebas para confirmar el diagnóstico y excluir otras posibilidades antes de comenzar el tratamiento. Las pruebas se utilizan para planificar el tratamiento y también comprobar su eficacia.

Cómo se diagnostica la EICH

La EICH se puede diagnosticar mediante una exploración física, análisis de sangre, examen cutáneo, biopsia, muestra de heces y posibles estudios de diagnóstico por imágenes. Su diagnóstico determinará su plan de tratamiento.

Pruebas médicas generales

Exploración física

La exploración física incluye el control de signos vitales, como la frecuencia cardíaca y la presión arterial. El médico también observará su cuerpo y presionará suavemente diversas zonas para palpar los órganos y los ganglios linfáticos. También puede realizar un examen cutáneo.

Antecedentes médicos

Los antecedentes médicos son un registro de todos los problemas de salud y tratamientos que ha tenido durante su vida. Prepárese para enumerar las enfermedades o lesiones que ha tenido y cuándo ocurrieron.

Lleve una lista de los medicamentos nuevos y antiguos e incluso los de venta libre, los remedios herbarios o los suplementos que esté tomando. Informe al profesional de atención médica sobre cualquier síntoma que tenga.

Guía 1 Pruebas para determinar la EICH
Antecedentes médicos y exploración física
Hemograma completo (HC)
Perfil metabólico
Pruebas de función hepática
Perfil de hepatitis
Examen cutáneo
Análisis de materia fecal
Biopsia
Estudios de diagnóstico por imágenes (TC, RM o ecografía)

Toda esta información es necesaria para determinar su estado de salud actual y si presenta síntomas. También ayuda a su equipo de atención médica a determinar qué pruebas podría necesitar primero. Otro objetivo de los antecedentes médicos es descubrir indicios sobre cualquier posible tratamiento que pudiera ocasionarle daños.

Análisis de sangre

Los análisis de sangre comprueban si hay signos de la enfermedad y el funcionamiento de los órganos. Se necesita una muestra de sangre, que se toma con una aguja que se coloca en un brazo.

Si usted sabe que tiene venas difíciles de encontrar, comuníqueselo al técnico del laboratorio, que puede utilizar una máquina que lo ayude a encontrar las venas. De este modo, recibirá menos pinchazos de aguja y será menos estresante.

Hemograma completo

El hemograma completo, o HC, mide los niveles de glóbulos rojos, glóbulos blancos y plaquetas en la sangre. Una baja cantidad de glóbulos no significa necesariamente que se trate de EICH aguda (EICHa), pero es común que los pacientes con EICH presenten esta característica.

Perfil metabólico

La función renal y los electrolitos pueden verse afectados por los efectos secundarios de los medicamentos o si presenta deshidratación por tener diarrea. La EICH también puede afectar la función renal. Mediante un perfil metabólico básico, se revisan la función renal y los electrolitos en la sangre.

Pruebas de función hepática

Las pruebas de función hepática miden sustancias químicas que se producen o procesan en el hígado. Los niveles demasiado altos o bajos indican que el hígado no funciona bien o puede ser un signo de EICH.

Una sustancia química que se mide es la bilirrubina. Si el hígado no funciona correctamente, puede haber un exceso de bilirrubina en la sangre. Este exceso de bilirrubina causa ictericia, una coloración amarillenta de los ojos y la piel. También puede causar picazón en la piel y orina de color oscuro.

Perfil de hepatitis

La hepatitis es la inflamación del hígado. A veces, esta inflamación es causada por virus, como la hepatitis A, la hepatitis B y la hepatitis C. La hepatitis hace que el hígado no funcione correctamente.

Con un perfil de hepatitis, su equipo de atención médica puede saber si tuvo esta enfermedad antes o si la tiene en la actualidad. Ciertos tratamientos utilizados para la EICH, como las terapias inmunodepresoras, pueden reactivar la hepatitis B en la sangre.

Examen cutáneo

Las afecciones cutáneas (como erupciones, lesiones, protuberancias, piel seca o descamación) son comunes en la EICH. Consulte a un profesional de atención médica con experiencia, como un dermatólogo, para que le realice un examen cutáneo completo. Se le realizará un examen completo de pies a cabeza.

Una lesión cutánea es un cambio en el color o la textura de la piel. Completar un diario fotográfico puede ayudar a realizar un seguimiento de los cambios en la piel.

Las lesiones cutáneas incluyen eritrodermia, pápulas, lesiones papulonodulares, manchas, placas y úlceras.

Eritrodermia

La eritrodermia puede manifestarse como enrojecimiento o quemaduras solares en personas de piel clara y como manchas de varios colores en personas de piel oscura.

Pápula

Una pápula es un bulto muy pequeño y sólido que podría tener el aspecto de un grano muy pequeño. Las pápulas suelen presentarse en grupos. Pueden ser rojas, moradas, marrones o rosadas.

Lesiones papulonodulares

Una lesión papulonodular es una combinación de pápulas y nódulos que se encuentran en la piel. Los nódulos son más elevados que las pápulas.

Mancha

Una mancha es una lesión plana, delgada, rosada o roja de cualquier tamaño que se forma en la piel. Las manchas pueden ser secas o escamosas, presentar picazón y tener el aspecto de eccema o psoriasis. Pueden ser de un color más claro que la piel circundante o marrones en las personas con piel más oscura. Las manchas pueden convertirse en placas (lesiones endurecidas o elevadas) en la piel.

Placa

Una placa es una lesión elevada o endurecida de cualquier tamaño que se forma en la piel. Las placas pueden ser rojas o escamosas, presentar picazón o tener el aspecto de eccema o psoriasis. Pueden aparecer en hasta la mitad (50 %) del cuerpo en casos graves.

Lesiones cutáneas

Una pápula es una protuberancia muy pequeña y sólida. Una placa es una lesión elevada o endurecida que se forma en la piel, más grande que una pápula.

Crédito: Madhero88, CC BY-SA 3.0, vía Wikimedia Commons

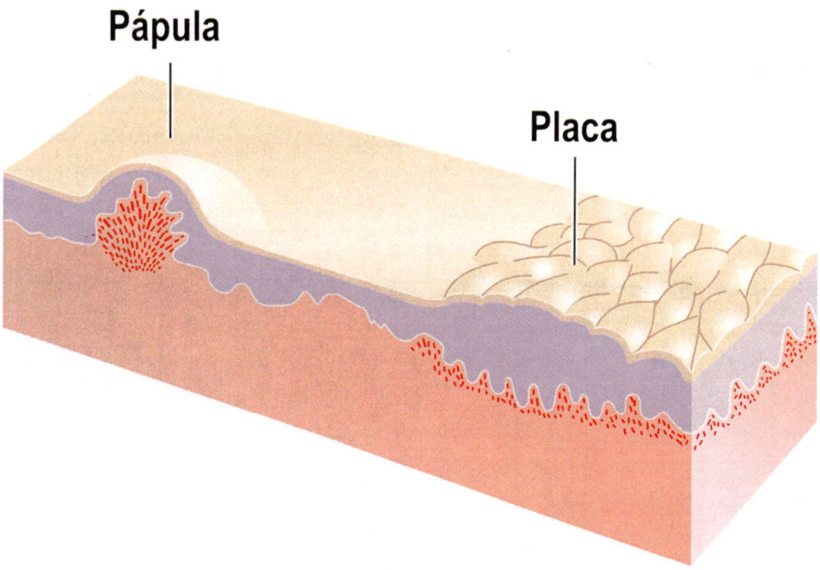

Úlcera

Una úlcera cutánea es una llaga abierta o una herida en la piel debido a un flujo sanguíneo deficiente. Las úlceras causadas por la EICH también pueden encontrarse en la boca o en los genitales.

Análisis de materia fecal

Las heces (caca) están compuestas de alimentos no digeridos, bacterias, moco y células del revestimiento intestinal. Como la EICH puede afectar el tubo digestivo, es importante vigilar síntomas como la diarrea o el dolor abdominal.

La infección intestinal también puede causar estos síntomas. Por lo tanto, si tiene diarrea y se sospecha que tiene EICH, su médico también le realizará una prueba para detectar infecciones gastrointestinales (GI).

Para esta prueba, deberá proporcionar una muestra de sus heces. Le entregarán un recipiente especial con tapa para llevar a casa y guantes para manipularlo. Hable con su profesional de atención médica sobre cómo debe recolectar la muestra de materia fecal y sobre cualquier instrucción especial.

Biopsia

La biopsia es la extracción de una muestra de tejido o grupo de células para analizarla. Es un paso importante para realizar un diagnóstico preciso.

Después del procedimiento, un anatomopatólogo, que es un experto en el diagnóstico de EICH, revisará la muestra. Este análisis suele denominarse análisis histológico, histopatológico o hematopatológico. El anatomopatólogo observará

Eritrodermia

La eritrodermia es la inflamación grave de gran parte de la superficie de la piel del cuerpo. Puede tener el aspecto de una quemadura solar o de manchas grandes.

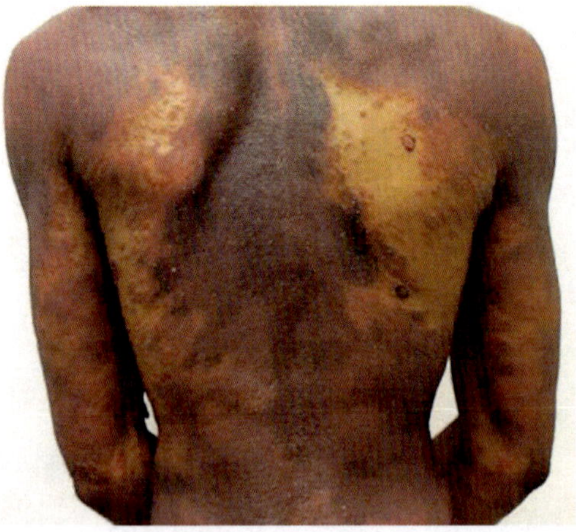

Crédito: James Heilman, MD, CC BY-SA 4.0, vía Wikimedia Commons

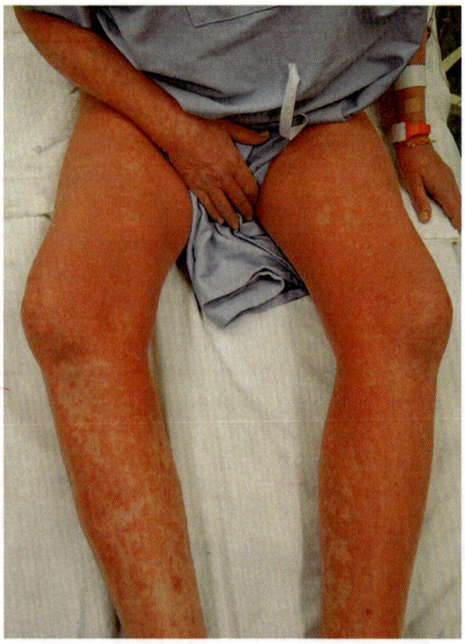

Crédito: Mohammad2018, CC BY-SA 4.0, vía Wikimedia Commons

el aspecto general, el tamaño, la forma y el tipo de las células.

Se pueden realizar biopsias de la piel, el tracto GI, el hígado u otros órganos para confirmar la EICH.

Biopsia de piel

Si tiene lesiones cutáneas, se puede extraer una muestra y analizarla para planificar el tratamiento. La zona se anestesiará antes de la extracción.

Biopsia del tracto GI

Con frecuencia, se realiza una biopsia del tracto GI para confirmar el diagnóstico de EICH aguda gastrointestinal. La biopsia se puede realizar durante un procedimiento que examina el interior del tracto GI, como una endoscopia, una colonoscopia o una sigmoidoscopia flexible.

En una endoscopia, se introduce un dispositivo largo y tubular equipado con una pequeña cámara de video por la garganta hasta el esófago, el estómago y la parte superior del intestino delgado. El endoscopio se utiliza para inspeccionar el revestimiento de estos órganos. También detecta cualquier signo de cáncer u otras anomalías, como vasos sanguíneos dilatados o úlceras. Esto también se conoce como endoscopia GI superior o duodenoscopia.

En una colonoscopia y sigmoidoscopia flexible, se introduce un dispositivo en el recto para inspeccionar el interior del colon.

Todas estas biopsias se realizarán bajo anestesia general (que lo inducirá a un estado similar al sueño).

Biopsia de hígado

En una biopsia de hígado, se puede introducir una aguja a través de la piel del abdomen para extraer una muestra de hígado. También se puede insertar a través de una vena grande del cuello, llamada vena yugular, para llevarla hasta una vena cercana al hígado.

No sentirá ningún dolor durante este procedimiento. Le administrarán medicamentos para que no sienta nada y se duerma si es necesario.

Estudios de diagnóstico por imágenes

En los estudios de diagnóstico por imágenes, se toman fotografías del interior del cuerpo para detectar enfermedades, lesiones u otras afecciones. Un radiólogo, experto que interpreta las imágenes de los estudios, redactará un informe y lo enviará a su profesional de atención médica. Los resultados de los estudios se analizarán con usted.

Radiografía

La radiografía utiliza radiación de baja dosis para tomar imágenes del interior del cuerpo. La radiografía de tórax se utiliza para detectar infecciones en los pulmones.

TC

En una TC o TAC, se utilizan rayos X y tecnología informática para tomar imágenes del interior del cuerpo, como el estómago, los intestinos o el hígado, que pueden presentar síntomas de EICH.

RM

Una RM usa ondas sonoras e imanes potentes para tomar fotografías del interior del cuerpo. La RM suele ser de mayor calidad y puede utilizarse en lugar de la TC.

La RM no utiliza rayos X ni radiación, por lo que pueden realizarse con mayor frecuencia.

Ecografía

La ecografía usa ondas sonoras de energía alta para generar imágenes del interior del cuerpo. Es similar a la ecografía utilizada para el embarazo. En ocasiones, se realiza una ecografía para guiar la biopsia del hígado o de cualquier otra parte subcutánea. En este procedimiento, se coloca una sonda sobre el abdomen.

La ecografía no causa dolor y no utiliza rayos X ni radiación, por lo que puede repetirse todas las veces que sea necesario.

Estado funcional

El estado funcional es la evaluación del nivel general de aptitud física de una persona y su capacidad para realizar tareas de la vida diaria. Su equipo de atención médica realiza esta evaluación para tener una idea del nivel de tratamiento que podría tolerar y determinar si podría ser elegible para participar en un ensayo clínico. En general, las personas con un estado funcional más alto pueden tolerar un tratamiento más intenso.

“

No puedes controlar el pasado ni el futuro, pero sí el presente. Vive el momento único de cada día”.

Puntos clave

- Se deben realizar pruebas precisas para diagnosticar y tratar la enfermedad de injerto contra huésped (EICH).
- Los análisis de sangre comprueban si hay signos de la enfermedad y el funcionamiento de los órganos.
- Las afecciones cutáneas (como erupciones, lesiones y piel seca o descamada) son comunes en la EICH.
- La biopsia es la extracción de una muestra de tejido o grupo de células para analizarla. Puede ser un aspecto importante del diagnóstico de la EICH.
- Según los síntomas que presente, puede que se deba realizar una biopsia de la piel, el hígado, el tracto gastrointestinal (GI) u otros órganos.
- En los estudios de diagnóstico por imágenes, se toman fotografías del interior del cuerpo para detectar signos de la EICH.
- El estado funcional es el nivel general de aptitud física de una persona y su capacidad para realizar tareas de la vida diaria.

Preguntas para hacer

- ¿Hay algún hospital o centro oncológico cercano que se especialice en EICH?
- ¿Qué estudios son necesarios? ¿Qué otros estudios se recomiendan?
- ¿Qué harán para que me sienta a gusto durante las pruebas?

¿Cuál es el siguiente paso?

Una vez que se diagnostique correctamente la EICH, recibirá tratamiento. Los tipos de tratamiento disponibles se describen en el siguiente capítulo.

3
Tipos de tratamiento

Tras confirmar la enfermedad de injerto contra huésped (EICH), recibirá recomendaciones de tratamiento. Juntos, usted y su profesional de atención médica elegirán el mejor plan de tratamiento para su caso. En este capítulo, se describen los tratamientos que suelen recomendarse para la EICH.

Un plan de tratamiento normal para la EICH utiliza medicamentos para inhibir el sistema inmunitario. Esto evita que el sistema inmunitario ataque las células del donante.

Inmunodepresores

La terapia inmunodepresora es un tipo de tratamiento farmacológico que reduce la respuesta inmunitaria del cuerpo. Esto ayuda a evitar que las células inmunitarias del donante ataquen los tejidos sanos. Usa materiales producidos por el cuerpo o en un laboratorio para mejorar o restaurar el funcionamiento del sistema inmunitario o actuar sobre él.

Los inmunodepresores pueden ser tópicos (aplicados en la superficie corporal, con efecto local) o sistémicos (se administran como una píldora, por vía IV, etc. y afectan a todo el cuerpo).

Estos son algunos inmunodepresores utilizados para tratar la enfermedad de injerto contra huésped (EICH):

- Corticoides
- Inhibidores de la calcineurina (como ciclosporina y tacrolimus)
- Micofenolato de mofetilo

Corticoides

Los corticoesteroides, o corticoides, son inmunodepresores de laboratorio que se utilizan para reducir la inflamación en muchas afecciones. En la EICH, se utilizan para impedir que las células inmunitarias activadas del donante dañen el cuerpo.

Los corticoides pueden aplicarse sobre la piel en forma de ungüento o gel, inhalarse por la boca, usarse como enjuague bucal, tomarse en forma de píldora o administrarse como una infusión mediante una aguja IV colocada en el brazo. Cada uno funciona de forma diferente para tratar los efectos secundarios de la EICH.

Los corticoides pueden causar efectos secundarios a corto y largo plazo. Consulte a su equipo de atención médica sobre los posibles efectos secundarios.

Por lo general, los corticoides se utilizan como tratamiento de primera línea tanto para la EICH aguda como crónica.

Inhibidores de la calcineurina

Un inhibidor de la calcineurina se utiliza para la prevención y el tratamiento de la EICH. Los tipos incluyen ciclosporina, ungüento de tacrolimus (Protopic), tacrolimus (Prograf) y pimecrolimus (solo tópico). Se pueden administrar como píldora, ungüento o enjuague bucal o por vía intravenosa (IV).

Micofenolato de mofetilo

El micofenolato de mofetilo (CellCept) es un medicamento inmunodepresor que se utiliza para prevenir el rechazo de los órganos en personas trasplantadas. Si ha recibido o probablemente reciba un trasplante de médula ósea, es probable que reciba este medicamento.

Inmunoterapia

Cuando un medicamento activa el sistema de defensa del cuerpo, lo llamamos inmunoterapia. La inmunoterapia utilizada con más frecuencia en la EICH es la fotoféresis extracorpórea.

Fotoféresis extracorpórea

La fotoféresis extracorpórea es un tipo de inmunoterapia que se utiliza para tratar la EICH. En este procedimiento, la sangre circula fuera del cuerpo a través de un filtro que separa los glóbulos blancos del resto de la sangre.

Luego, los glóbulos blancos se combinan con un agente fotosensible y se exponen a luz ultravioleta (UV) para activar el medicamento, que destruye las células inmunitarias. Finalmente, las células tratadas se reinfunden en el cuerpo.

Interleucina 2 (IL-2)

Otra inmunoterapia que se utiliza para la EICH crónica resistente a los corticoides es la interleucina 2 (IL-2). Esta es una proteína natural del sistema inmunitario que estimula el crecimiento de las células T que combaten los gérmenes.

Tratamiento sistémico

El tratamiento sistémico es un tratamiento que afecta a todo el organismo. Suele administrarse por vía oral como una píldora o comprimido, o mediante una aguja que se inserta en una vena.

Guía 2 **Corticoides para la EICH**
Prednisona
Metilprednisolona (Solu-Medrol)
Dipropionato de beclometasona
Budesonida (Entocort EC, Ortikos, Uceris)
Budesonida (Pulmicort Flexhaler, Pulmicort Respules)
Fluticasona (Flovent HFA, Flovent Diskus)
Crema o ungüento de hidrocortisona (1 % o 2,5 %)
Crema o ungüento de triamcinolona
Ungüento de clobetasol (Cormax, Embeline o Temovate)
Dexametasona

Estos son los tipos de tratamiento sistémico que se utilizan para la EICH:

- Antibióticos
- Antihistamínicos
- Agentes biológicos
- Tratamiento dirigido
- Corticoides tópicos
- Fototerapia
- Quimioterapia

Pregúntele a su profesional de atención médica sobre el objetivo del tratamiento sistémico y por qué se podría elegir un tratamiento en lugar de otro. Esto puede estar relacionado con sus síntomas, el costo, la toxicidad o la disponibilidad. No obstante, no olvide que lo que usted prefiera también es importante.

Los tratamientos sistémicos pueden clasificarse en más de una categoría. Los tipos descritos en las siguientes páginas ofrecen una descripción general. No se enumeran todos los medicamentos posibles.

Antihistamínicos

Los antihistamínicos son un tipo de medicamento que bloquea la acción de las histaminas, las cuales pueden causar reacciones como fiebre, picazón, estornudos, secreción nasal y ojos llorosos. Los antihistamínicos pueden controlar la picazón en la piel, los ojos llorosos y otros síntomas de la EICH.

Agentes biológicos

Un agente biológico es un medicamento elaborado a partir de un organismo vivo o sus derivados. Etanercept (Enbrel) e infliximab (Remicade) son agentes biológicos que detienen o retardan la inflamación. Otros ejemplos de agentes biológicos utilizados para la EICH incluyen la globulina antitimocítica (GAT), el inhibidor de la alfa-1-proteinasa (AAT), basiliximab (Simulect), tocilizumab (Actemra), rituximab (Rituxan) y vedolizumab (Entyvio).

Abordaje en equipo

Las decisiones sobre el tratamiento deben estar a cargo de un equipo multidisciplinario de médicos, trabajadores de la salud y asistentes sociales con conocimientos y experiencia en la EICH.

Su equipo podría estar formado por los siguientes profesionales:

- **El hematólogo** es un experto en enfermedades de la sangre y cánceres de la sangre.
- **El dermatólogo** se especializa en el diagnóstico y tratamiento de enfermedades de la piel.
- **El anatomopatólogo** analiza las células, los tejidos y los órganos extraídos durante una biopsia y aporta información sobre las pruebas genéticas y de biomarcadores.
- **El radiólogo especializado en diagnóstico** lee los resultados de las radiografías y otros estudios de diagnóstico por imágenes.
- **El radiólogo intervencionista** realiza biopsias con aguja y coloca vías para los tratamientos.
- **El médico oncólogo** trata el cáncer en adultos usando tratamiento sistémico.
- **Un radiooncólogo** prescribe y planifica la radioterapia para tratar el cáncer.
- **El anestesiólogo** administra la anestesia, un medicamento para que no sienta dolor durante los procedimientos.

Biosimilares

Un biosimilar podría utilizarse en lugar de algunos fármacos. Un biosimilar es un fármaco muy parecido a otro aprobado por la Administración de Alimentos y Medicamentos de EE. UU. (FDA). Debe usarse de la misma manera y en la misma dosis que el otro fármaco.

Tratamiento dirigido

El tratamiento dirigido afecta a características específicas o únicas de las células de todo el cuerpo. Ibrutinib (Imbruvica), ruxolitinib (Jakafi), belumosudil (Rezurock), alemtuzumab (Campath o Lemtrada), abatacept (Orencia), axatilimab-csfr (Niktimvo) e imatinib (Gleevec) son tratamientos dirigidos.

Los inhibidores de mTOR, como sirolimus (Rapamune), también son tratamientos dirigidos.

El ruxolitinib se utiliza en la EICH aguda y la EICH crónica que no han respondido bien a los corticoides. El ibrutinib y el belumosudil se utilizan tanto en la EICH aguda como en la EICH crónica.

Tratamiento dirigido a la piel

Los tipos de tratamiento que se centran en la piel incluyen corticoides tópicos y fototerapia.

Corticoides tópicos

Los corticoides tópicos se aplican sobre la superficie de la piel y se utilizan para tratar las afecciones cutáneas causadas por la EICH. Estos incluyen lociones, cremas, geles y ungüentos.

Los siguientes son los corticoides tópicos utilizados para tratar la EICH:

- Propionato de clobetasol
- Hidrocortisona
- Acetónido de triamcinolona (Triderm)
- Ungüento de tacrolimus (Protopic)

Fototerapia

La fototerapia utiliza luz UV para tratar lesiones cutáneas en la EICH. Este tratamiento puede administrarse para tratar la EICH grave que solo afecta a la piel. La fotoquimioterapia combina psoraleno con luz ultravioleta A (UVA).

El psoraleno es un tipo de medicamento que se toma como píldora y que hace que la piel sea sensible a la luz. Después de tomar psoraleno, la piel se expone a la luz UVA de onda larga, lo que reduce la inflamación y ralentiza la producción de células cutáneas.

Los rayos UV pueden aumentar el riesgo de algunos tipos de cáncer de piel. Por lo tanto, es posible que la fototerapia no sea una buena opción para personas con antecedentes de neoplasias cutáneas escamoproliferativas, carcinomas de células basales o melanoma.

Consulte más información en *NCCN Guidelines for Patients: Cáncer de piel de células basales* o en *NCCN Guidelines for Patients: Melanoma*, disponibles en NCCN.org/patientguidelines y en la aplicación NCCN Patient Guides for Cancer.

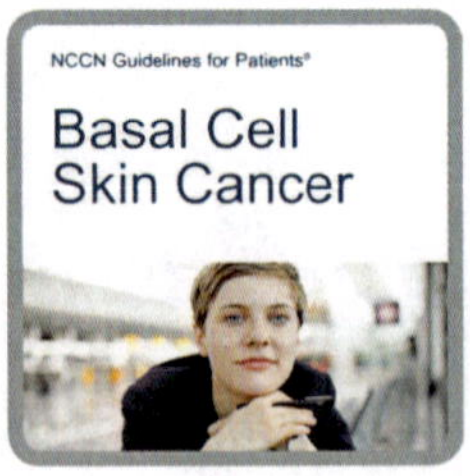

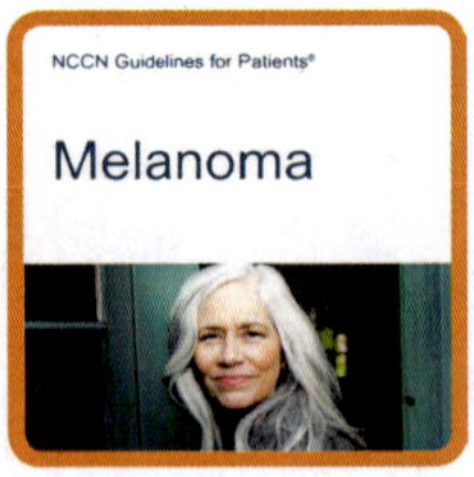

Quimioterapia

La quimioterapia destruye las células de rápido crecimiento en todo el cuerpo, tanto las cancerosas como las normales.

El metotrexato (Otrexup) se usa para prevenir la EICH después de un trasplante de células hematopoyéticas (TCH). Este medicamento impide que las células se dividan y produzcan nuevas células. Como el metotrexato puede causar llagas en la boca, es fundamental un buen cuidado bucal.

El melfalán (Alkeran), la ciclofosfamida (Cytoxan) y la pentostatina (Nipent) son otras quimioterapias que pueden realizarse para prevenir la EICH.

Tratamiento complementario

El tratamiento complementario es una parte importante de su atención oncológica. Tiene como objetivo mejorar su calidad de vida durante el tratamiento del cáncer y después de este. El tratamiento complementario es para todas las personas con cáncer y sus familias, no solo para las que se encuentran al final de la vida. También se conoce como cuidados paliativos.

El tratamiento complementario incluye una amplia variedad de servicios. Previene o maneja los síntomas del cáncer y los efectos secundarios del tratamiento del cáncer, como el dolor y la fatiga relacionada con la enfermedad. También aborda los problemas mentales, sociales, emocionales y espirituales a los que se enfrentan las personas con cáncer.

El tratamiento complementario proporciona ayuda con otras necesidades, como las siguientes:

- Toma de decisiones sobre el tratamiento.
- Coordinación de la atención médica.
- Pago de la atención médica.
- Planificación anticipada de la atención y relacionada con el final de la vida.

Lea más sobre los tipos de apoyo que puede recibir en *NCCN Guidelines for Patients: Cuidados paliativos* en NCCN.org/patientguidelines y en la aplicación NCCN Patient Guides for Cancer.

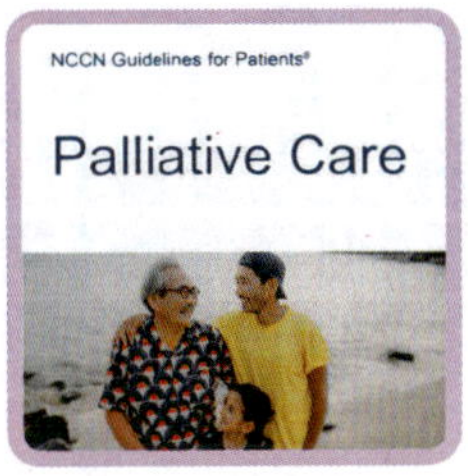

Antes del TCH, es posible que haya recibido varios ciclos de tratamiento sistémico y, probablemente, radioterapia para tratar el cáncer. Esto debilita su cuerpo.

Un TCH debilita aún más el organismo. También podría tener otros problemas de salud graves, como presión arterial alta o diabetes, que pueden complicar la recuperación.

Cuide su salud a través de una buena alimentación, la ingesta de muchos líquidos, el ejercicio y las actividades que le den energía. Necesita mantenerse fuerte para resistir el tratamiento de la EICH.

El tratamiento complementario también se utiliza para tratar los síntomas de la EICH, como diarrea, malestar emocional, fatiga, náuseas y vómitos, problemas de apetito y dolor.

Antibióticos

Las infecciones ocurren con mayor frecuencia y son más graves en las personas con un sistema inmunitario debilitado. El TCH debilita las defensas naturales del cuerpo contra las infecciones.

Si no se tratan a tiempo, pueden ser fatales. Las infecciones pueden ser causadas por virus, hongos o bacterias. Las infecciones bacterianas pueden tratarse con antibióticos. Las infecciones por hongos pueden tratarse con medicamentos antimicóticos. Es posible que le administren medicamentos antivirales para prevenir infecciones virales.

La azitromicina (Zithromax, también conocida como Z-Pak) es un antibiótico que podría usarse para tratar problemas pulmonares en la EICH crónica.

Diarrea

La diarrea son evacuaciones intestinales o heces frecuentes y acuosas. Su equipo de atención médica le dirá cómo tratar la diarrea y podría recomendarle medicamentos recetados para ayudar a detenerla. Beba mucho líquido. Los cambios en su dieta pueden ayudar.

Los medicamentos de venta libre para la diarrea incluyen loperamida (Imodium) o subsalicilato de bismuto (Kaopectate o Pepto-Bismol), pero consulte con su equipo de atención médica si no le sirven.

Hable con su equipo de atención médica si observa algo inusual en sus heces, como sangre.

Malestar emocional

El malestar emocional es una experiencia desagradable de naturaleza mental, física, social o espiritual. Puede afectar cómo uno se siente, piensa y actúa. Esto puede incluir sentimientos de tristeza, miedo, impotencia, preocupación, ira y culpa.

La depresión, la ansiedad y los problemas para dormir son comunes en las personas con EICH y en las personas con cáncer en general. Hable con su profesional de atención médica y sus seres queridos sobre cómo se siente.

Hay servicios y personas que pueden ayudar. Cuenta con servicios de apoyo y asesoramiento disponibles. Puede encontrar grupos de apoyo en línea en www.cancercare.org/support_groups. También puede pedirle a su equipo de atención médica que lo contacte con un trabajador social oncológico.

Recuerde que cuenta con apoyo.

Consulte más información en *NCCN Guidelines for Patients: Malestar emocional durante el tratamiento del cáncer* disponible en NCCN.org/patientguidelines y en la aplicación NCCN Patient Guides for Cancer.

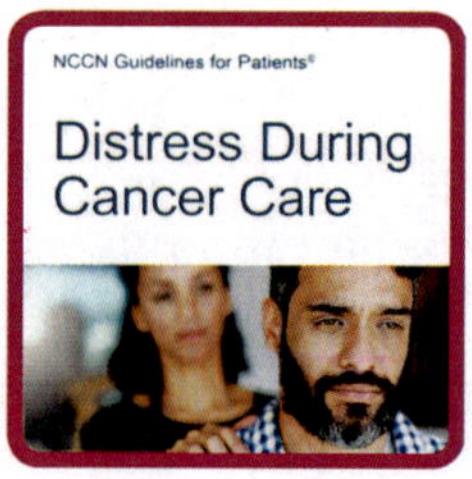

Fatiga

La fatiga es sentir cansancio extremo y no poder desempeñarse bien debido a la falta de energía. La fatiga puede ser un signo de EICH. Existen tratamientos para tratarla.

Hágale saber a su equipo de atención médica cómo se siente y si la fatiga le impide hacer las cosas que disfruta. Cumplir con una dieta equilibrada, hacer ejercicio, yoga y recibir masajes pueden ayudar. Es posible que se solicite una derivación a un nutricionista o dietista para que le brinde ayuda con la fatiga.

Náuseas y vómitos

Las náuseas y los vómitos pueden ser un signo de EICH. Se le administrarán medicamentos para tratar las náuseas y los vómitos. El ondansetrón (Zofran) es un ejemplo de medicamento que puede ayudar a las personas que tienen náuseas y vómitos.

Problemas para comer

A veces, algunos efectos secundarios de la EICH pueden causar falta de apetito o malestar estomacal (náuseas). Es posible que tenga la boca dolorida.

Comer de forma saludable es importante durante el tratamiento. Incluye consumir una dieta equilibrada, ingerir la cantidad adecuada de comida y beber una cantidad suficiente de líquidos. Un nutricionista matriculado que sea experto en nutrición y alimentos puede ayudar. Hable con su equipo de atención médica si tiene problemas para comer o mantener su peso.

Dolor

El dolor es común en la EICH. Puede deberse a las náuseas, los vómitos o los cólicos abdominales de la diarrea. El dolor también puede presentarse en los ojos, las articulaciones, los músculos o la boca. Informe a su equipo de atención médica si tiene dolores o molestias. Es posible que se reúna con un especialista en cuidados paliativos o un especialista en dolor para controlar su dolor.

Ensayos clínicos

Un ensayo clínico es un tipo de estudio de investigación médica. Después de desarrollar y analizar en un laboratorio nuevas formas posibles de combatir el cáncer, es necesario estudiarlas en las personas.

Si en un ensayo clínico se determina que un medicamento, un dispositivo o un método de tratamiento es seguro y eficaz, es posible que lo apruebe la Administración de Alimentos y Medicamentos de los Estados Unidos (FDA).

Todas las personas con cáncer deben considerar atentamente todas las opciones de tratamiento que existen para tratar su tipo de cáncer, incluidos los tratamientos habituales y los ensayos clínicos. Converse con su médico para evaluar si tiene sentido participar en un ensayo clínico.

Fases

La mayoría de los ensayos clínicos sobre el cáncer se centran en el tratamiento y se realizan por fases.

- En los ensayos de **fase 1**, se estudian la seguridad y los efectos secundarios de un fármaco en investigación o un método de tratamiento.
- En los ensayos de **fase 2**, se evalúa el grado en que un fármaco o método actúa contra un tipo de cáncer específico.
- En los ensayos de **fase 3**, se evalúa el fármaco o el método en comparación con el tratamiento habitual. Si los resultados son buenos, puede ser aprobado por la FDA.
- En los ensayos de **fase 4**, se estudian la seguridad y el beneficio de un tratamiento aprobado por la FDA.

Dónde buscar ensayos clínicos

En los Estados Unidos

Centros oncológicos de NCCN
NCCN.org/cancercenters

The National Cancer Institute (NCI)
cancer.gov/about-cancer/treatment/clinical-trials/search

En el mundo

The U.S. National Library of Medicine (NLM)
clinicaltrials.gov

¿Necesita ayuda para buscar un ensayo clínico?

Servicio de Información de Cáncer (Cancer Information Service, CIS) del NCI
+1 800.4.CANCER (+1 800.422.6237)
cancer.gov/contact

¿Quién puede inscribirse?

Depende de las normas del ensayo clínico, denominadas criterios de elegibilidad. Las normas pueden referirse a la edad, el tipo y el estadio del cáncer, los antecedentes de tratamiento o el estado de salud general. Estos garantizan que los participantes se asemejen en formas específicas y que el ensayo sea lo más seguro posible para los participantes.

Consentimiento informado

Un equipo de investigación administra los ensayos clínicos. Este grupo de expertos revisará el estudio con usted en detalle, incluidos el propósito, y los riesgos y beneficios de participar. Toda esta información también se proporciona en un formulario de consentimiento informado. Lea el formulario detenidamente y haga preguntas antes de firmarlo. Tómese el tiempo que necesite para conversar con personas de su confianza. Tenga en cuenta que puede dejar el ensayo clínico y recibir un tratamiento fuera del ensayo clínico en cualquier momento.

¿Recibiré un placebo?

Los placebos (versiones inactivas de medicamentos reales) casi nunca se usan solos en los ensayos clínicos sobre el cáncer. Es común recibir el placebo con el tratamiento habitual o el medicamento nuevo con el tratamiento estándar. Antes de inscribirse, se le informará, verbalmente y por escrito, si el ensayo clínico tiene previsto el uso de un placebo.

¿Los ensayos clínicos son gratuitos?

No tiene que pagar nada para inscribirse en un ensayo clínico. El patrocinador del estudio paga los costos relacionados con la investigación, incluido el fármaco del estudio. Pero es posible que tenga que pagar otros servicios, como transporte o servicios de cuidado infantil, debido a las consultas adicionales. Durante el ensayo, continuará recibiendo la atención habitual contra el cáncer. Este tipo de atención a menudo está cubierta por el seguro.

Gonadotropina coriónica humana/ factor de crecimiento epidérmico de origen urinario

La gonadotropina coriónica humana/factor de crecimiento epidérmico de origen urinario (uhCG/EGF) es un medicamento que se está probando en ensayos clínicos para el tratamiento de la EICH y ha demostrado resultados prometedores al momento de redactar este artículo. Puede recibir este medicamento si está disponible en su área y lo necesita (consulte más información en el siguiente capítulo).

Muchos otros ensayos clínicos en el campo de la EICH buscan facilitar la dosificación de los medicamentos existentes y probar nuevos medicamentos.

Puntos clave

- Las decisiones sobre el tratamiento deben estar a cargo de un equipo multidisciplinario de profesionales de atención médica con diferentes trayectorias profesionales y experiencia en la EICH.
- Los corticoides suelen ser el tratamiento de primera línea para la EICH.
- El tratamiento dirigido a la piel incluye terapia tópica y fototerapia.
- El tratamiento sistémico es un tratamiento que afecta a todo el organismo. Por lo general, se administra por vía oral o mediante una aguja en una vena (vía intravenosa o IV).
- La quimioterapia destruye las células de rápido crecimiento en todo el cuerpo, tanto las cancerosas como las normales.
- Los inmunodepresores son fármacos o productos biológicos que se utilizan para prevenir o detener que el sistema inmunitario del donante dañe su cuerpo.
- El tratamiento complementario es atención médica que alivia los síntomas causados por la EICH y mejora la calidad de vida.

Preguntas para hacer

- ¿Cuáles son mis opciones de tratamiento?
- ¿Mi edad, mi estado de salud y otros factores afectarán mis opciones?
- ¿Cumplo los requisitos para participar en un ensayo clínico?
- ¿Cuáles son los efectos secundarios del tratamiento sistémico? ¿Del tratamiento tópico? ¿Y de los corticoides?
- ¿Cuánto durarán estos efectos secundarios? ¿Algún efecto secundario disminuye o empeora con el tiempo?

¿Cuál es el siguiente paso?

Los tratamientos que puede recibir se determinan según el tipo de EICH que presente. El primero de los dos tipos, la EICH aguda (EICHa), se analiza en el siguiente capítulo.

4
EICH aguda

La enfermedad de injerto contra huésped aguda (EICHa) es una complicación de un trasplante de células madre de un donante. El tratamiento busca inhibir la respuesta inmunitaria y controlar los síntomas.

En la enfermedad de injerto contra huésped aguda (EICHa), las células recibidas del trasplante de células hematopoyéticas (TCH) atacan zonas del cuerpo como la piel, el hígado y el tracto gastrointestinal (GI). Podría presentar erupciones cutáneas, diarrea, náuseas, vómitos y problemas en la función hepática. En los casos más graves, pueden presentarse más de uno de estos síntomas.

Se realizarán pruebas para descartar causas no relacionadas con la EICH. Se pueden realizar biopsias de la piel, el tracto GI, el hígado u otros órganos para confirmar la EICH.

Estadificación

Tras el diagnóstico, se le asignará un estadio a su EICH. Este estadio indica la gravedad de la EICH. Servirá para tomar decisiones acerca del tratamiento.

En la EICH aguda, cada órgano recibe un estadio que se combina para asignar un grado a la enfermedad. En esta sección, se describe el proceso de estadificación.

La piel se estadifica según el área de superficie corporal afectada.

El tracto GI se estadifica según la cantidad de diarrea o de evacuaciones intestinales diarias.

El hígado recibe un estadio individual según el aumento del nivel de bilirrubina.

Estadio 1

El estadio 1 de la EICHa significa que presenta uno de los siguientes síntomas:

- Erupción en menos del 25 % (o una cuarta parte) de la piel.
- Niveles de bilirrubina entre 2 y 3 mg/dl.
- Náuseas persistentes o diarrea de más de 500 ml.

Tratamiento

Los tratamientos para la EICHa en estadio 1 requieren la continuación o reanudación de un medicamento inmunodepresor con corticoides tópicos o la observación. Su equipo de atención médica podría simplemente realizar observación si no presenta síntomas o si la erupción se mantiene estable (sin cambios).

Respuesta

Si la EICHa en estadio 1 mejora con el tratamiento, se reducirá la dosis del medicamento inmunodepresor hasta que deje de tomarlo.

Sin respuesta

Si la EICHa no mejora con el tratamiento, el profesional de atención médica podría recomendarle un ensayo clínico o que continúe con los corticoides tópicos.

Progresión
Si el medicamento no parece ayudar o empeora su afección, podría desarrollar estadios más avanzados de EICH o requerir tratamientos más intensos.

Estadios 2, 3 y 4

En la EICHa en estadio 2, usted presenta uno o más de los siguientes síntomas:

- Erupción en hasta la mitad de la piel.
- Niveles de bilirrubina entre 3 y 6 mg/dl.
- Diarrea superior a 1000 ml/día.

En la EICHa en estadio 3, usted presenta uno o más de los siguientes síntomas:

- Erupción cutánea en más de la mitad de la piel.
- Niveles de bilirrubina entre 6 y 15 mg/dl.
- Diarrea superior a 1500 ml/día.

En la EICHa en estadio 4, usted presenta uno o más de los siguientes síntomas:

- Eritrodermia con ampollas.
- Niveles de bilirrubina superiores a 15 mg/dl.
- Estreñimiento o diarrea y dolor abdominal intenso.

Tratamiento
El tratamiento para la EICHa en estadios 2 a 4 puede incluir lo siguiente:

- Continuación o reanudación del medicamento inmunodepresor original. Es posible que se aumente la dosis con respecto a la que tomaba inicialmente o la que está tomando en la actualidad.
- Ensayo clínico.
- Corticoides sistémicos con o sin corticoides tópicos.
- Sirolimus, también conocido como rapamicina (Rapamune).

Según los síntomas, es posible que le receten píldoras o cremas con corticoides para usar en casa o que reciba hospitalización para recibir tratamientos intravenosos (IV).

Respuesta
Si los síntomas mejoran, la dosis de corticoides se reducirá gradualmente hasta que deje de tomarlos. Como el uso prolongado de corticoides causa problemas de salud y riesgo de infección, la dosis se reducirá gradualmente lo antes posible.

Algunas personas pueden continuar con dosis bajas de corticoides para mantener una respuesta saludable. Su equipo de atención médica controlará los efectos secundarios cuando los presente.

Sin respuesta
Si sus síntomas no mejoran, su profesional de atención médica podría realizar las siguientes acciones:

- Requerir derivación a un ensayo clínico.
- Agregar un medicamento sistémico a los corticoides.

Si la EICHa no responde al tratamiento, recibirá tratamiento para enfermedad resistente a los corticoides.

Resistente significa que no responde al tratamiento. En la enfermedad resistente a los corticoides, la EICH deja de responder o empeora durante el tratamiento estándar con corticoides. La enfermedad resistente a los corticoides se presenta en aproximadamente la mitad de las personas con EICH aguda. La EICH aguda resistente a los corticoides (EICHa-RE) es muy grave y puede poner en peligro la vida.

Se recomienda participar en un ensayo clínico, si hay uno disponible, a los pacientes. La EICHa-RE también puede tratarse con un corticoide y tratamiento sistémico adicional, que puede administrarse mediante una píldora o por vía intravenosa. Con frecuencia, el inmunodepresor original se combinará con el tratamiento sistémico que se describe en la **Guía 3**.

Guía 3 Tratamiento sistémico de la EICH aguda resistente a los corticoides
Ruxolitinib (se prefiere)
Alemtuzumab
Alfa-1 antitripsina (AAT)
Globulina antitimocítica (GAT)
Basiliximab
Inhibidores de la calcineurina
Etanercept
Fotoféresis extracorpórea (FEC) (PUVA [psoraleno y ultravioleta A] puede ser una opción en algunos casos)
Infliximab
Inhibidores de mTOR (p. ej., sirolimus)
Micofenolato de mofetilo
Pentostatina
Tocilizumab
Gonadotropina coriónica humana/factor de crecimiento epidérmico de origen urinario (uhCG/EGF)
Vedolizumab

Puntos clave

- La enfermedad de injerto contra huésped aguda (EICHa) es una complicación de un trasplante de células madre de un donante. Generalmente, se desarrolla poco después de un trasplante.
- En la EICHa, las células del donante atacan zonas del cuerpo como la piel, el hígado y el tracto gastrointestinal (GI). Podría presentar erupciones cutáneas, diarrea, náuseas, vómitos y problemas en la función hepática.
- En la EICHa, cada órgano se estadifica individualmente.
- Las opciones de tratamiento para la EICHa en estadio 1 pueden incluir un medicamento inmunodepresor, corticoides tópicos o la observación.
- Las opciones de tratamiento para la EICHa en estadio 2 a 4 pueden incluir medicamentos inmunodepresores, un ensayo clínico, corticoides sistémicos con o sin corticoides tópicos, o sirolimus.
- En la enfermedad resistente a los corticoides, la EICH deja de responder o empeora durante el tratamiento con corticoides. La EICH aguda resistente a los corticoides (EICHa-RE) se trata con un corticoide y tratamiento sistémico adicional.
- Según la gravedad de los síntomas, podría recibir tratamiento en casa con píldoras y cremas tópicas, o podría necesitar hospitalizarse para recibir tratamientos intravenosos (IV).

Preguntas para hacer

- ¿En qué estadio está mi EICH aguda?
- ¿Debo inspeccionar mi piel con regularidad? Si es así, ¿con qué frecuencia?
- Si noto algún cambio en mi piel, ¿a quién debo llamar? ¿Cuándo?
- ¿Sería útil llevar un diario y un registro fotográfico? ¿Qué debo incluir en mi diario? ¿Con qué frecuencia debo tomar fotos?

¿Cuál es el siguiente paso?

La EICH aguda puede desaparecer con tratamiento, y otra forma de EICH puede aparecer más de un año después.

Las personas que no desarrollan EICH aguda pueden desarrollar EICH dentro del año siguiente. Esto se denomina EICH crónica (EICHc) y se analiza en el siguiente capítulo.

5
EICH crónica

¿Qué es un grado?

Un grado es una puntuación que se otorga a signos o síntomas específicos de la EICH (consulte el *Capítulo 1: Acerca de la enfermedad de injerto contra huésped* para obtener una lista de los síntomas de la EICH).

La asignación de un grado se basa en el estado funcional y las zonas del cuerpo afectadas. Una puntuación de cero (0) significa que no hay síntomas ni signos. Los síntomas o signos graves reciben la puntuación máxima de 3.

Tratamiento

El tratamiento de la EICH crónica tiene como objetivo controlar los síntomas, evitar el daño en los órganos y mejorar la calidad de vida.

El tratamiento se basa en los síntomas. Las opciones pueden incluir uno o más de los siguientes:

- Ensayo clínico.
- Continuación o reanudación del tratamiento inmunodepresor original.
- Corticosteroides sistémicos (metilprednisolona o prednisona) o sirolimus (Rapamune) con prednisona.
- Corticoides tópicos según sea necesario (como triamcinolona o clobetasol), estrógeno tópico para la EICH vulvovaginal, tacrolimus tópico o enjuague bucal con dexametasona para la EICH oral.
- Corticoides inhalados (por ejemplo, budesonida o fluticasona).
- Azitromicina (Zithromax) para la afectación pulmonar (aquellas personas con progresión o empeoramiento de la EICH crónica pulmonar después de 2 o 3 líneas de tratamiento podrían ser evaluadas para un trasplante de pulmón).
- Montelukast (Singulair) en caso de que su respiración se ve afectada.

Como el uso prolongado de corticoides causa problemas de salud y riesgo de infección, la dosis se reducirá gradualmente cuando sea posible. Algunas personas pueden continuar con corticoides en dosis bajas por el mayor tiempo posible.

Si la EICHc no responde al tratamiento, recibirá tratamiento para enfermedad resistente a los corticoides.

EICHc resistente a los corticoides

Resistente significa que no responde al tratamiento. La enfermedad resistente a los corticoides se presenta en aproximadamente la mitad de las personas con EICH crónica. La EICH crónica resistente a los corticoides (EICHc-RE) es muy grave y puede poner en peligro la vida. Se recomienda participar en un ensayo clínico, si hay uno disponible, a los pacientes.

En la EICHc-RE, la EICH deja de responder o empeora durante el tratamiento con corticoides. Para controlar la enfermedad, se agrega otro tratamiento sistémico al tratamiento con corticoides. Con frecuencia, el inmunosupresor original se combina con el tratamiento sistémico que se describe en la **Guía 4**.

Guía 4 Tratamiento sistémico de la EICH crónica resistente a los corticoides
Ruxolitinib (se prefiere)
Abatacept
Alemtuzumab
Axatilimab-csfr
Belumosudil
Inhibidores de la calcineurina
Etanercept
Fotoféresis extracorpórea (FEC) (PUVA [psoraleno y ultravioleta A] puede ser una opción en algunos casos)
Hidroxicloroquina
Ibrutinib
Imatinib
Interleucina 2 (IL-2)
Metotrexato de dosis baja
Inhibidores de mTOR (p. ej., sirolimus)
Micofenolato de mofetilo
Pentostatina
Rituximab o su biosimilar

Puntos clave

- Antes de comenzar el tratamiento, se confirmará el diagnóstico de enfermedad de injerto contra huésped crónica (EICHc) y se determinará el grado de la enfermedad.
- Cuando sea posible, se realizará una biopsia para confirmar la EICH crónica (EICHc).
- La asignación de grado es una calificación o puntuación que se otorga a la cantidad de signos o síntomas de la EICH.
- El tratamiento de la EICH crónica tiene como objetivo controlar los síntomas, evitar el daño en los órganos y mejorar la calidad de vida.
- En la EICH crónica resistente a los corticoides (EICHc-RE), la EICH deja de responder o empeora durante el tratamiento con corticoides. Se sumará otro tratamiento sistémico a su tratamiento.
- Se recomienda participar en un ensayo clínico a todos los pacientes con EICHc.

Preguntas para hacer

- ¿Cuál es el pronóstico de la EICH crónica?
- ¿Existen ensayos clínicos para pacientes con EICH crónica como yo?
- ¿La EICH crónica es resistente a los corticoides? De ser así, ¿cómo procedemos?

¡Nos interesan sus comentarios!

Nuestro objetivo es brindar información útil y fácil de entender sobre el cáncer. Realice nuestra encuesta para decirnos qué hicimos bien y qué podríamos mejorar.

NCCN.org/patients/feedback

6

Otros recursos

¿Quiere saber más? Aquí le explicamos cómo obtener ayuda adicional.

Qué más hay que saber

Este libro puede ayudarle a mejorar su atención oncológica. En él, se explican con claridad las recomendaciones de los expertos y se sugieren preguntas que puede hacerle a su equipo de atención médica. Pero no es el único recurso que tiene.

Puede recibir tanta información y ayuda como necesite. A muchas personas les interesa saber más sobre los siguientes temas:

- Conocer cómo funcionan los tratamientos.
- Conocer los síntomas de la enfermedad de injerto contra huésped (EICH) o los efectos secundarios de los medicamentos.
- Cómo obtener ayuda económica.
- Encontrar un proveedor de atención que sea experto en EICH.
- Aprender a cómo lidiar con los síntomas y efectos secundarios del tratamiento de la EICH.

Qué más hacer

Su centro de salud puede ayudar con los próximos pasos. Suelen disponer de recursos *in situ* para ayudar a satisfacer sus necesidades y encontrar respuestas a sus preguntas. Los centros de salud también pueden informarle de los recursos existentes en su comunidad.

Además de la ayuda de sus profesionales de atención médica, los recursos enumerados en la siguiente sección proporcionan apoyo a muchas personas como usted. Consulte la lista y visite los sitios web que se indican para obtener más información sobre estas organizaciones.

Dónde obtener ayuda

Blood & Marrow Transplant Information Network (BMT InfoNet)
BMTInfoNet.org

Blood Cancer United
Bloodcancerunited.org

CancerCare
Cancercare.org

Imerman Angels
Imermanangels.org

National Bone Marrow Transplant Link (nbmtLINK)
nbmtlink.org

PAN Foundation
Panfoundation.org

Triage Cancer
Triagecancer.org

Preguntas para hacer

- ¿Hay grupos de apoyo para personas con EICH?
- ¿Cómo puedo participar en la investigación y la filantropía sobre la EICH?
- ¿Qué puedo hacer para ayudar a otras personas con EICH?

Palabras que debe conocer

aguda
Una enfermedad repentina, grave y a corto plazo.

anatomopatólogo
Experto en el análisis de células y tejidos para detectar enfermedades.

antígeno leucocitario humano
Una proteína celular por la cual el cuerpo distingue sus propias células de las células extrañas.

área de superficie corporal
El área de superficie total del cuerpo humano que se calcula con el peso y la altura.

biopsia
Extirpación de pequeñas cantidades de tejido del cuerpo que se estudian para detectar enfermedades.

célula madre sanguínea
Célula hematopoyética a partir de la cual se generan todos los demás tipos de glóbulos sanguíneos. También llamada célula madre hematopoyética.

crónica
Una enfermedad que continúa reapareciendo o dura mucho tiempo.

cuidados paliativos
Atención médica especial para mejorar la calidad de vida y aliviar el dolor y las molestias de las personas con enfermedades graves y complejas.

dermatólogo
Un profesional de atención médica que se especializa en el diagnóstico y tratamiento de enfermedades de la piel.

efecto secundario
Respuesta física o emocional insalubre o desagradable frente al tratamiento.

enfermedad resistente a los corticoides
Una afección en la que la enfermedad de injerto contra huésped (EICH) deja de responder al tratamiento con corticoides o empeora.

ensayo clínico
Estudio sobre la seguridad y la utilidad de las pruebas y tratamientos para las personas.

eritrodermia
Una inflamación grave de gran parte de la superficie de la piel del cuerpo. Puede tener el aspecto de una quemadura solar o de manchas grandes.

escama
Cuando la capa externa de la piel se desprende en gran cantidad.

estudio de diagnóstico por imágenes
Estudio que toma fotografías (imágenes) del interior del cuerpo.

fototerapia
Un tratamiento que utiliza diferentes longitudes de onda de luz ultravioleta (UV) para tratar lesiones cutáneas o tumores.

glóbulo blanco
Tipo de célula sanguínea que ayuda a combatir las infecciones en el cuerpo. También se denominan leucocitos.

glóbulo rojo
Tipo de célula sanguínea que lleva oxígeno de los pulmones al resto del cuerpo. También llamada eritrocito.

hemograma completo (HC)
Un análisis de sangre que mide la cantidad de células sanguíneas.

mancha
Lesión cutánea plana, delgada, rosada o roja de cualquier tamaño.

medio de contraste
Sustancia que se coloca en el cuerpo para que las imágenes que se toman en los estudios de diagnóstico por imágenes sean más claras.

médula ósea
Tejido similar a una esponja que está en el centro de la mayoría de los huesos donde se forman los glóbulos sanguíneos.

mililitro (ml)
Unidad métrica de volumen que equivale una milésima parte de un litro.

pápula
Un bulto pequeño, sólido y elevado en la piel que puede parecer como un pequeño grano. Las pápulas pueden ser rojas, moradas, marrones o rosadas.

placa
Una lesión cutánea elevada o endurecida de cualquier tamaño.

plaqueta
Tipo de célula sanguínea que ayuda a controlar el sangrado. También llamada trombocito.

prurito
Una sensación de picazón que provoca ganas de rascarse la piel.

quimioterapia
Procedimiento con fármacos que mata las células de rápido desarrollo, tanto cancerosas como normales.

radiólogo
Profesional de atención médica experto en estudios de diagnóstico por imágenes.

radiooncólogo
Profesional de atención médica experto en el tratamiento del cáncer con radiación.

radioterapia
Tratamiento que utiliza rayos de alta energía o enfoques relacionados para eliminar las células cancerosas.

RM
Prueba que usa imanes y ondas sonoras para tomar imágenes detalladas del interior del cuerpo.

sangre periférica
La sangre que circula por el cuerpo.

sistema inmunitario
Defensa natural del cuerpo contra las infecciones y las enfermedades.

TC
Prueba que usa rayos X de varios ángulos para tomar imágenes detalladas del interior del cuerpo.

trasplante de células hematopoyéticas (TCH)
Un tipo de tratamiento que destruye las células de la médula ósea y las sustituye por células hematopoyéticas nuevas y sanas procedentes de otra persona. También llamada trasplante de células madre o trasplante de médula ósea.

tratamiento complementario
Atención médica que incluye el alivio de los síntomas, pero no el tratamiento del cáncer. También se le llama cuidados paliativos.

tratamiento dirigido
Tratamiento farmacológico que se dirige a células cancerosas específicas para atacarlas.

tratamiento dirigido a la piel
Tratamiento enfocado en la piel. Incluye terapia tópica, radicación local y fototerapia.

tratamiento sistémico
Tratamiento que actúa en todo el cuerpo.

úlcera
Una lesión en la piel que deja expuesto el tejido subyacente.

La enfermedad de injerto contra huésped crónica (EICHc) es una complicación de un trasplante de células madre de un donante. Generalmente, se desarrolla dentro del año posterior al trasplante y requiere seguimiento a largo plazo. El tratamiento tiene como objetivo controlar los síntomas, evitar el daño en los órganos y mejorar la calidad de vida.

Antes de comenzar el tratamiento, se confirmará el diagnóstico de enfermedad de injerto contra huésped crónica (EICHc) y se determinará el grado de la enfermedad. Si bien se puede realizar una biopsia para confirmar la EICH crónica, esta no siempre es posible ni necesaria.

La EICH crónica puede afectar las siguientes zonas del cuerpo:

- Ojos
- Boca y esófago
- Pulmones
- Hígado
- Genitales y sistema urinario
- Riñones
- Articulaciones, piel y músculos

Cuidado de la salud bucal

La EICH crónica puede causar problemas en su boca. Los síntomas suelen incluir sensibilidad, dolor, sequedad bucal, cambios en el gusto y dificultad para abrir la boca. Consulte con un profesional dental si los síntomas persisten o empeoran.

Para prevenir los síntomas, puede tomar las siguientes medidas:

- Programe revisiones dentales cada 6 meses.
- Cepíllese los dientes, las encías y la lengua después de las comidas y antes de acostarse.
- Use una pasta dental con flúor y un enjuague bucal sin alcohol.
- Use hilo dental suavemente todos los días.
- Haga buches (bicarbonato de sodio y sal con agua tibia, luego enjuáguese solo con agua).
- Limpie, cepille y enjuague la dentadura postiza después de las comidas.
- Asegúrese de que la dentadura postiza se ajuste bien.

Colaboradores de NCCN

Esta guía para pacientes se basa en NCCN Clinical Practice Guidelines in Oncology (NCCN Guidelines®) para trasplante de células hematopoyéticas, versión 3.2025. Fue adaptada, revisada y publicada con la colaboración de las siguientes personas:

Dorothy A. Shead, máster en Ciencias
Directora ejecutiva de Operaciones de Información para Pacientes

Tim Rinehart, máster en Ciencias
Redactor médico

Lisa Diehl
Diseñadora de Diseño de Producción

NCCN Clinical Practice Guidelines in Oncology (NCCN Guidelines®) para trasplante de células hematopoyéticas, versión 3.2025, fueron desarrolladas por los siguientes miembros del panel de NCCN:

Dra. Alison W. Loren, máster en Epidemiología Clínica/presidenta
Abramson Cancer Center, University of Pennsylvania

Dr. Marco Mielcarek, doctor en Medicina/vicepresidente
Fred Hutchinson Cancer Center

Dr. Mathew Angelos, doctor en Medicina
University of Colorado Cancer Center

Dr. Javier Bolaños-Meade
Johns Hopkins Kimmel Cancer Center

Dr. Jonathan Brammer
The Ohio State University Comprehensive Cancer Center - James Cancer Hospital and Solove Research Institute

* Meredith Cowden, máster en Artes
Meredith A. Cowden Foundation

Dr. Antonio Di Stasi
O'Neal Comprehensive Cancer Center, UAB

Dra. Areej El-Jawahri
Mass General Cancer Center

Dr. Hany Elmariah, máster en Ciencias
Moffitt Cancer Center

Krishna Gundabolu, licenciado en Medicina y Cirugía, máster en Ciencias
Fred & Pamela Buffett Cancer Center

Dr. Jonathan Gutman
University of Colorado Cancer Center

Dr. Vincent Ho
Dana-Farber/Brigham and Women's Cancer Center

Dr. Rasmus T. Hoeg
UC Davis Comprehensive Cancer Center

Dr. Mitchell Horwitz
Duke Cancer Institute

Dr. Omer Jamy
O'Neal Comprehensive Cancer Center, UAB

Dr. Adetola Kassim, máster en Ciencias
Vanderbilt-Ingram Cancer Center

* Dr. Mohamed Kharfan Dabaja
Mayo Clinic Comprehensive Cancer Center

Dra. Lauren Lee
Huntsman Cancer Institute, University of Utah

Dr. Aaron Logan, doctor en Medicina, máster en Filosofía
UCSF Helen Diller Family Comprehensive Cancer Center

Christina Luszcak, doctora en Farmacia, especialista certificada en Oncología Farmacéutica
Case Comprehensive Cancer Center/ University Hospitals Seidman Cancer Center and Cleveland Clinic Taussig Cancer Institute

Dr. John M. Magenau
University of Michigan Rogel Cancer Center

Dr. Thomas G. Martin
UCSF Helen Diller Family Comprehensive Cancer Center

Dr. Varun Mittal
Indiana University Melvin and Bren Simon Comprehensive Cancer Center

Dr. Jonathan Moreira
Robert H. Lurie Comprehensive Cancer Center, Northwestern University

Dra. Lori Muffly
Stanford Cancer Institute

* Dr. Ryotaro Nakamura
City of Hope National Medical Center

Dra. Mariam Nawas
The UChicago Medicine Comprehensive Cancer Center

Dr. Yago Nieto, doctor en Medicina
The University of Texas MD Anderson Cancer Center

Cameron Ninos, doctor en Farmacia
University of Wisconsin Carbone Cancer Center

Dr. Caspian Oliai
UCLA Jonsson Comprehensive Cancer Center

Dra. Genovefa Papanicolaou
Memorial Sloan Kettering Cancer Center

* Dr. Joseph Pidala, doctor en Medicina
Moffitt Cancer Center

Dr. Brion Randolph
St. Jude Children's Research Hospital/ The University of Tennessee Health Science Center

Dr. Grant Schofield, máster en Ciencias de la Investigación
Roswell Park Comprehensive Cancer Center

Dr. Mark A. Schroeder
Siteman Cancer Center, Barnes-Jewish Hospital and Washington University School of Medicine

Dr. Jeffrey Tessier
UT Southwestern Simmons Comprehensive Cancer Center

Dr. Jeffrey Topal
Yale Cancer Center/Smilow Cancer Hospital

Dr. Dimitrios Tzachanis, doctor en Medicina
UC San Diego Moores Cancer Center

Dra. Asya Nina Varshavsky-Yanovsky, doctora en Medicina
Fox Chase Cancer Center

NCCN

Frankie Jones
Coordinadora de las Guías

Katie Stehman, máster en Ciencias Médicas, asistente médico certificada
Científica en oncología/redactora médica sénior

* Revisaron esta guía para pacientes. Para divulgaciones, visite NCCN.org/disclosures.

Centros oncológicos de NCCN

Consulte la información de contacto en NCCN.org/cancercenters.

Abramson Cancer Center, University of Pennsylvania
Filadelfia, Pensilvania

Case Comprehensive Cancer Center/ University Hospitals Seidman Cancer Center and Cleveland Clinic Taussig Cancer Institute
Cleveland, Ohio

City of Hope National Medical Center
Duarte, California

Dana-Farber/Brigham and Women's Cancer Center | Mass General Cancer Center
Boston, Massachusetts

Duke Cancer Institute
Durham, Carolina del Norte

Fox Chase Cancer Center
Filadelfia, Pensilvania

Fred & Pamela Buffett Cancer Center
Omaha, Nebraska

Fred Hutchinson Cancer Center
Seattle, Washington

Huntsman Cancer Institute, University of Utah
Salt Lake City, Utah

Indiana University Melvin and Bren Simon Comprehensive Cancer Center
Indianápolis, Indiana

Johns Hopkins Kimmel Cancer Center
Baltimore, Maryland

Mayo Clinic Comprehensive Cancer Center
Phoenix/Scottsdale, Arizona
Jacksonville, Florida
Rochester, Minnesota

Memorial Sloan Kettering Cancer Center
Nueva York, Nueva York

Moffitt Cancer Center
Tampa, Florida

O'Neal Comprehensive Cancer Center, UAB
Birmingham, Alabama

Robert H. Lurie Comprehensive Cancer Center, Northwestern University
Chicago, Illinois

Roswell Park Comprehensive Cancer Center
Búfalo, Nueva York

Siteman Cancer Center, Barnes-Jewish Hospital and Washington University School of Medicine
San Luis, Misuri

St. Jude Children's Research Hospital/ The University of Tennessee Health Science Center
Memphis, Tennessee

Stanford Cancer Institute
Stanford, California

The Ohio State University Comprehensive Cancer Center - James Cancer Hospital and Solove Research Institute
Columbus, Ohio

The UChicago Medicine Comprehensive Cancer Center
Chicago, Illinois

The University of Texas MD Anderson Cancer Center
Houston, Texas

UC Davis Comprehensive Cancer Center
Sacramento, California

UC San Diego Moores Cancer Center
La Jolla, California

UCLA Jonsson Comprehensive Cancer Center
Los Ángeles, California

UCSF Helen Diller Family Comprehensive Cancer Center
San Francisco, California

University of Colorado Cancer Center
Aurora, Colorado

University of Michigan Rogel Cancer Center
Ann Arbor, Míchigan

University of Wisconsin Carbone Cancer Center
Madison, Wisconsin

UT Southwestern Simmons Comprehensive Cancer Center
Dallas, Texas

Vanderbilt-Ingram Cancer Center
Nashville, Tennessee

Yale Cancer Center/Smilow Cancer Hospital
New Haven, Connecticut

Notas

Índice

¡Cuéntenos qué opina!

Tómese un momento para completar una encuesta en línea sobre NCCN Guidelines for Patients.
NCCN.org/patients/response